Recettes De Tous Les Jours Pour Le Régime Cétogène 2021

Le Guide Ultime Avec Des Recettes Délicieuses Pour Une Bonne Santé Et Pour Tous Les Goûts

Amanda Brooks
Margot Rousseau

Tableau of Contenu

SMOOTHIES & RECETTES DE PETIT DÉJEUNER

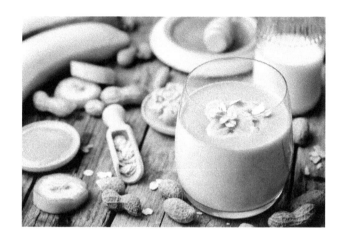

Chaffle au brocoli et fromage

Temps de préparation: 5 minutes Temps de cuisson: 8 minutes Portions: 2

Ingrédients:

- 1/4 tasse de fleurons de brocoli

- 1 œuf, battu

- 1 cuillère à soupe de farine d'amande

- 1/4 c. à thé de poudre d'ail

- 1/2 tasse de fromage cheddar

Itinéraire:

1. Préchauffez votre gaufrier.

2. Ajouter le brocoli au robot culinaire.

3. Pulser jusqu'à ce qu'ils soient hachés.

4. Ajouter dans un bol.

5. Incorporer l'œuf et le reste des ingrédients.

6. Bien mélanger.

7. Verser la moitié de la pâte à la gaufrier.

8. Couvrir et cuire pendant 4 minutes.

9. Répétez la procédure pour faire l'ivraie suivante.

   Nutrition: Calories 170 Lipides totaux 13 g Gras saturés 7 g Cholestérol 112 mg Sodium 211 mg Potassium 94 mg Glucides totaux 2 g Fibres alimentaires 1 g Protéines 11 g Sucres totaux 1 g

Champignons de poulet crémeux

Temps de préparation: 10 minutes

Temps de cuisson: 30 minutes Servir: 4

ingrédients:

- 2 lb de poitrines de poulet, coupées en deux
- 1/4 tasse de tomates séchées au soleil
- 7,5 oz de champignons, tranchés
- 1/2 tasse de mayonnaise
- 1 c. à thé de sel

Itinéraire:

1. Préchauffer le four à 400 F.
2. Placer les poitrines de poulet dans le plat de cuisson graissé et garnir de tomates séchées au soleil, de champignons, de mayonnaise et de sel. Bien mélanger.
3. Cuire au four pendant 30 minutes.
4. Servir et apprécier.

Valeur nutritive (montant par portion) :

Calories 561

Matières grasses 27 g

Glucides 10 g

Sucre 4 g

Protéines 68 g

Cholestérol 210 mg

Chaffle à la citrouille et aux pacanes

Temps de préparation: 5 minutes Temps de cuisson: 10 minutes Portions: 2

Ingrédients:

- 1 œuf, battu

- 1/2 tasse de fromage mozzarella râpé

- 1/2 cuillère à café d'épices à citrouille

- 1 cuillère à soupe de citrouille en purée

- 2 cuillères à soupe de farine d'amande

- 1 cuillère à café d'édulcorant

- 2 cuillères à soupe de pacanes, hachées

Itinéraire:

1. Allumez la gaufrier.
2. Battre l'œuf dans un bol.

3. Incorporer le reste des ingrédients.

4. Verser la moitié du mélange dans l'appareil.

5. Scellez le couvercle.

6. Cuire pendant 5 minutes.

7. Retirer délicatement l'ivraie.

8. Répétez les étapes pour faire la deuxième paille.

Nutrition: Calories 210 Gras totaux 17 g Gras saturés 10 g Cholestérol 110
mg Sodium 250 mg Potassium 570 mg Glucides totaux 4,6 g Fibres alimentaires 1,7 g Protéines 11 g Sucres totaux 2 g

Chaffle avec la sauce de saucisse

Temps de préparation: 5 minutes Temps de cuisson: 15 minutes Portions: 2

Ingrédients:

- 1/4 tasse de saucisse, cuite

- 3 cuillères à soupe de bouillon de poulet

- 2 cuillères à café de fromage à la crème

- 2 cuillères à soupe de crème à fouetter lourde

- 1/4 c. à thé de poudre d'ail

- Poivre au goût

- 2 paillettes de base

Itinéraire:

1. Ajouter la saucisse, le bouillon, le fromage à la crème, la crème, la poudre d'ail et le poivre dans une poêle à feu moyen.

2. Porter à ébullition, puis réduire le feu.

3. Laisser mijoter pendant 10 minutes ou jusqu'à ce que la sauce soit épaissie.

4. Verser la sauce sur les paillettes de base

5. servir.

Nutrition:

Calories 212 Lipides totaux 17 g Gras saturés 10 g Cholestérol 134 mg Sodium 350 mg Potassium 133 mg Glucides totaux 3 g Fibres alimentaires 1 g Protéines 11 g Sucres totaux 1 g

Chaffles de tarte
aux pommes

Temps de préparation: 10 minutes Temps de cuisson: 14 minutes Portions: 2

Ingrédients:

- 1/2 tasse de fromage mozzarella finement râpé

- 1 œuf, battu

- 1/4 c. à thé d'épices à tarte aux pommes

- 4 tranches de beurre pour servir

Itinéraire:

1. Préchauffer le fer à gaufres.

2. Ouvrir le fer, verser la moitié du fromage mozzarella dans le fer, garnir de la moitié de l'œuf et saupoudrer de la moitié de la tarte aux pommes épices.

3. Fermer le fer et cuire jusqu'à ce qu'il soit croustillant, de 6 à 7 minutes.

4. Retirer l'ivraie   sur une assiette et

réserver.

5. **Faire la deuxième paille avec le** reste des **ingrédients.**

6. **Laisser refroidir et servir après.**

Nutrition: Calories 146; Graisses 14.73g; Glucides 0,9 g; Glucides nets 0,7 g; Protéines 3.07g

Keto Reuben Chaffles

Temps de préparation: 15 minutes Temps de cuisson: 28 minutes Portions: 4

Ingrédients:

Pour les paillettes:

- 2 oeufs, battus
- 1 tasse de fromage suisse finement râpé
- 2 c. à thé de graines de carvi
- 1/8 c. à thé de sel
- 1/2 c. à thé de poudre à pâte

Pour la sauce:

- 2 c. à soupe de ketchup sans sucre
- 3 c. à soupe de mayonnaise
- 1 c. à soupe de relish à l'aneth
- 1 c. à thé de sauce piquante

Pour le remplissage :

- 6 oz de pastrami
- 2 tranches de fromage suisse
- 1/4 tasse de radis marinés

Itinéraire:

<u>Pour les paillettes:</u>

1. Préchauffer le fer à gaufres.

2. Dans un bol moyen, mélanger les œufs, le fromage suisse, les graines de carvi, le sel et la poudre à pâte.

3. Ouvrir le fer et ajouter un quart du mélange. Fermer et cuire jusqu'à ce qu'ils soient croustillants, 7 minutes.

4. Transférer l'ivraie dans une assiette et faire 3 gouffres de plus de la même manière.

Pour la sauce:

1. Dans un autre bol, mélanger le ketchup, la mayonnaise, la relish à l'aneth et la sauce piquante.

2. Pour assembler :

3. Diviser sur deux paillettes; la sauce, le pastrami, les tranches de fromage suisse et les radis marinés.

4. Couvrir avec les autres paillettes,diviser le sandwich en deux et servir.

Nutrition: Calories 316 Graisses 21.78g Glucides 6.52g Glucides Nets 5.42g Protéines 23.56g

Jalapenos farcis

Temps de préparation: 10 minutes Temps de cuisson: 15 minutes

Servir: 12

ingrédients:

- 1/2 tasse de poulet, cuit et râpé
- 6 jalapenos, coupés en deux
- 3 c. à soupe d'oignon vert, tranché
- 1/4 tasse de fromage cheddar, râpé
- 1/2 c. à thé de basilic séché
- 1/4 c. à thé de poudre d'ail
- 3 oz de fromage à la crème
- 1/2 c. à thé d'origan séché
- 1/4 c. à thé de sel

Itinéraire:

- Préchauffer le four à 390 F.
- Mélanger tous les ingrédients dans un bol, sauf les jalapenos.
- Farcir le mélange de poulet dans chaque jalapeno coupé en deux et déposer sur une plaque à pâtisserie.
- Cuire au four pendant 25 minutes.
- Servir et apprécier.

Valeur nutritive (montant par portion) :

Calories 106

Matières grasses 9 g

Glucides 2 g

Sucre 1 g

Protéines 7 g

Cholestérol 35 mg

Crevettes épicées et pailles

Temps de préparation: 15 minutes
Temps de cuisson: 31 minutes Portions: 4

Ingrédients:
 Pour les crevettes:

- 1 c. à soupe d'huile d'olive

- 1 lb de crevettes géantes, pelées et déveinées

- 1 c. à soupe d'assaisonnement créole

- Sel au goût

- 2 c. à soupe de sauce piquante

- 3 c. à soupe de beurre

- 2 c. à soupe d'échalotes fraîches hachées pour garnir

Pour les paillettes:

- 2 oeufs, battus

- 1 tasse de fromage Monterey Jack finement râpé

Itinéraire:
Pour les crevettes:

1. Chauffer l'huile d'olive dans une poêle moyenne à feu moyen.

2. Assaisonner les crevettes d'assaisonnement créole et de sel. Cuire dans l'huile jusqu'à ce qu'elle soit rose et opaque des deux côtés, 2 compte-rendu.

3. Verser la sauce piquante et le beurre. Bien mélanger jusqu'à ce que les crevettes soient bien enrobées dans la sauce, 1 minute.

4. Éteindre le feu et réserver.

Pour les paillettes:

2. Préchauffer le fer à gaufres.

3. Dans un bol moyen, mélanger les œufs et le fromage Monterey Jack.

4. Ouvrir le fer et ajouter un quart du mélange. Fermer et cuire jusqu'à ce qu'ils soient croustillants, 7 minutes.

5. Transférer l'ivraie dans une assiette et faire 3

gouffres de plus de la même manière.

6. Couper les paillettes en quartiers et les déposer dans une assiette.

7. Garnir de crevettes et garnir d'échalotes.

8. Servir chaud.

Nutrition: Calories 342 Graisses 19.75g Glucides 2.8g Glucides Nets 2.3g Protéines 36.01g

RECETTES DE PORC, DE BŒUF ET D'AGNEAU

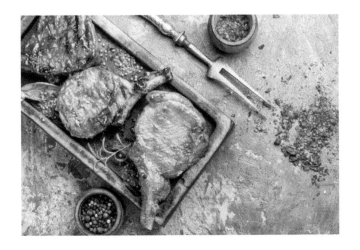

Filet de porc au poivre citronné

Temps de préparation: 10 minutes Temps de cuisson: 25 minutes Servir: 4

ingrédients:

- Filet de porc de 1 lb
- 3/4 c. à thé de poivre citronné
- 1 1/2 c. à thé d'origan séché
- 1 c. à soupe d'huile d'olive
- 4 c. à soupe de fromage feta, émietté
- 2 1/2 c. à soupe de tapenade d'olive

Itinéraire:

1. Ajouter le porc, l'huile, le poivre de citron et l'origan dans un sac zip-lock. Sceller le sac et bien frotter et placer au réfrigérateur pendant 2 heures.
2. Retirer le porc du sac zip-lock.
3. À l'aide d'un couteau pointu faire dans le sens de la longueur couper à travers le centre du filet.
4. Étendre la tapenade d'olive sur la moitié du filet et saupoudrer de fromage émietté.
5. Plier une autre moitié de viande sur la forme originale de filet.
6. Fermer le filet de porc avec la ficelle à intervalles de 2 pouces.
7. Griller pendant 20 minutes. Retourner le filet pendant

la cuisson au gril.

8. Tranché et servir.

Valeur nutritive (montant par portion) :

Calories 215

Matières grasses 10 g

Glucides 1 g

Sucre 1 g

Protéines 31 g

Cholestérol 90 mg

Bol de rouleau
d'oeuf de porc

Temps de préparation: 10 minutes Temps de cuisson: 10 minutes Servir: 6

ingrédients:

- 1 lb de porc haché
- 3 c. à soupe de sauce soja
- 1 c. à soupe d'huile de sésame
- 1/2 oignon, tranché
- 1 tête de chou moyenne, tranchée
- 2 c. à soupe d'oignon vert, haché
- 2 c. à soupe de bouillon de poulet
- 1 c. à thé de gingembre moulu
- 2 gousses d'ail, hachées finement
- poivre
- sel

Itinéraire:

1. Faire dorer la viande dans une poêle à feu moyen.
2. Ajouter l'huile et l'oignon dans la poêle avec la viande. Bien mélanger et cuire à feu moyen.

3. Dans un petit bol, mélanger la sauce soja, le gingembre et l'ail.

4. Ajouter le mélange de sauce soja dans la poêle.

5. Ajouter le chou dans la poêle et le mouler pour enrober.

6. Ajouter le bouillon dans la poêle et bien mélanger.

7. Cuire à feu moyen pendant 3 minutes.

8. Assaisonner de poivre et de sel.

9. Garnir d'oignon vert et servir. **Valeur nutritive (quantité par portion)** : Calories 171

Matières grasses 5 g

Glucides 10 g

Sucre 5 g

Protéines 23 g

Cholestérol 56 mg

RECETTES DE FRUITS DE MER et DE POISSON

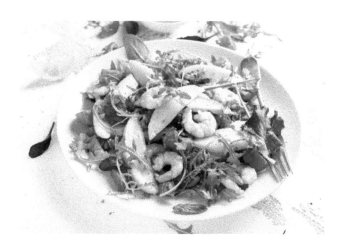

Saumon grillé

Temps de préparation: 10 minutes Temps de cuisson: 25 minutes

Servir: 4

ingrédients:

- 4 filets de saumon
- 1 c. à thé de romarin séché
- 3 gousses d'ail, hachées finement
- 1/4 c. à thé de poivre
- 1 c. à thé de sel

Itinéraire:

1. Dans un bol, mélanger le romarin, l'ail, le poivre et le sel.
2. Ajouter les filets de saumon dans un bol et bien enrober et laisser reposer pendant 15 minutes.
3. Préchauffer le gril.
4. Déposer les filets de saumon marinés sur le gril chaud et cuire de 10 à 12 minutes.
5. Servir et apprécier.

Valeur nutritive (montant par portion) :

Calories 240

Matières grasses 11 g

Glucides 1 g

Sucre 0 g

Protéines 34 g

Cholestérol 78 mg

REPAS SANS VIANDE

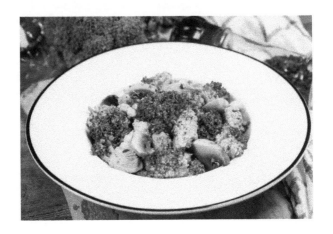

Chou crémeux

Temps de préparation: 10 minutes Temps de

cuisson: 15 minutes

Servir: 4

ingrédients:

- 1/2 tête de chou, râpée

- 3 gousses d'ail, hachées

- 1 oignon, tranché

- 1 poivron, coupé en lanières

- 2 c. à soupe de beurre

- 3 oz de fromage à la crème

- 1/4 c. à thé de poudre d'oignon

- 1/4 c. à thé de poudre d'ail

- 1/2 c. à thé de poivre

- 1 c. à thé de sel casher

Itinéraire:

1. Faire fondre le beurre dans une casserole à feu
   moyen.

2. Ajouter l'ail et l'oignon et faire sauter pendant 5
   minutes.

3. Ajouter le chou et le poivron et cuire pendant 5
   minutes.

4. Ajouter le reste des ingrédients et bien mélanger.

5. Servir et apprécier.

Valeur nutritive (montant par portion) :

Calories 170

Matières grasses 13 g

Glucides 12 g

Sucre 5 g

Protéines 3 g

Cholestérol 40 mg

SOUPES, RAGOÛTS ET SALADES

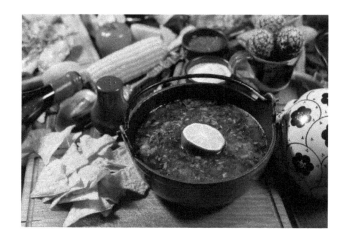

Soupe aux carottes

au gingembre

Temps de préparation: 10 minutes Temps de cuisson: 10 minutes

Servir: 4

ingrédients:

- 4 carottes, pelées et hachées
- 1 c. à thé de poudre de curcuma
- 3 tasses de bouillon de légumes
- 2 c. à thé d'huile de coco
- 3 gousses d'ail, hachées finement
- 1 oignon, haché
- 1 panais, pelé et haché
- 1 c. à soupe de jus de citron frais
- 1/4 c. à thé de poivre de Cayenne
- 1/2 c. à soupe de gingembre râpé

Itinéraire:

1. Préchauffer le four à 350 F.
2. Ajouter les carottes, l'ail, l'oignon, le panais, l'huile de coco et le poivre de Cayenne dans un bol et bien mélanger.
3. Étendre le mélange de bol sur une plaque à pâtisserie

et rôtir au four pendant 15 minutes.

4. Transférer le légumes rôtis au mélangeur avec le gingembre, le jus de citron et le bouillon dans le mélangeur et mélanger jusqu'à consistance lisse.

5. Servir et apprécier.

Valeur nutritive (montant par portion) :

Calories 72

Matières grasses 4 g

Glucides 11 g

Sucre 5 g

Protéines 1 g

Cholestérol 0 mg

Soupe aux crevettes aux champignons au fromage

Temps de préparation: 10 minutes Temps de cuisson: 15 minutes Servir: 8

ingrédients:

- 24 oz de crevettes, cuites
- 8 oz de fromage cheddar, râpé
- 1/2 tasse de beurre
- 1 tasse de crème lourde
- 32 oz de bouillon de légumes
- 2 tasses de champignons, tranchés
- poivre
- sel

Itinéraire:

1. Ajouter le bouillon et les champignons dans une grande casserole. Porter à ébullition.

2. Tourner le feu à moyen et ajouter le fromage, la crème épaisse et le beurre et remuer jusqu'à ce que le fromage soit fondu.

3. Ajouter les crevettes. Bien mélanger et cuire 2 minutes de plus.

4. Servir et apprécier.

Valeur nutritive (montant par portion) :

Calories 390

Matières grasses 28 g

Glucides 3 g

Sucre 0,8 g

Protéines 30 g

Cholestérol 17

Mg

DESSERTS & BOISSONS

Crème glacée au beurre d'arachide protéiné

Temps de préparation: 5 minutes Temps de cuisson: 5 minutes Servir: 2

ingrédients:

- 5 gouttes de stévia liquide
- 2 c. à soupe de crème épaisse
- 2 c. à soupe de beurre d'arachide
- 2 c. à soupe de protéines en poudre
- 3/4 tasse de fromage cottage

Itinéraire:

1. Ajouter tous les ingrédients dans le mélangeur et mélanger jusqu'à consistance lisse.
2. Verser le mélange mélangé dans le contenant et le placer au réfrigérateur pendant 30 minutes.
3. Servir frais et déguster.

Valeur nutritive (montant par portion) :

Calories 222

Matières grasses 15 g

Glucides 7 g

Sucre 2 g

Protéines 16 g

Cholestérol 27 mg

BRUNCH & DÎNER

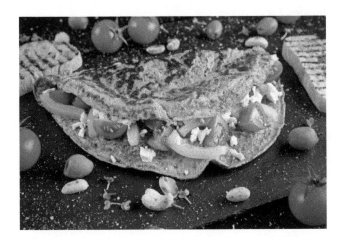

Muffins au chou frisé à la noix de coco

Temps de préparation: 10 minutes Temps de cuisson: 30 minutes

Service: 8

ingrédients:

- 6 oeufs
- 1/2 tasse de lait de coco non sucré
- 1 tasse de chou frisé, haché
- 1/4 c. à thé de poudre d'ail
- 1/4 c. à thé de paprika
- 1/4 tasse d'oignon vert, haché
- poivre
- sel

Itinéraire:

1. Préchauffer le four à 350 F.
2. Ajouter tous les ingrédients dans le bol et bien fouetter.
3. Verser le mélange dans le plateau à muffins graissé et cuire au four pendant 30 minutes.
4. Servir et apprécier.

Valeur nutritive (montant par portion) :

Calories 92

Matières grasses 7 g

Glucides 2 g

Sucre 0,8 g

Protéines 5 g

Cholestérol 140 mg

RECETTES DE PETIT

Mini Tasses de guacamole au bacon

Portions: 4

Temps de préparation: 40 minutes

ingrédients

- 1 avocat mûr
- 9 tranches de bacon, 6 tranches coupées en deux et 3 tranches coupées en deux
- 2 cuillères à soupe d'oignon, haché finement
- Sel casher et poivre noir, au goût
- 1 petit jalapeno, épépiné et haché finement

Itinéraire

1. Préchauffer le four à 4000F et retourner 4 mini-moules à muffins à l'envers sur une plaque à pâtisserie.
2. Vaporiser le dessus des moules à muffins renversés et placer le quart de la tranche sur le dessus.
3. Envelopper les côtés des mini-moules à muffins avec

les portions plus longues de bacon et les fixer avec un cure-dent.

4. Cuire au four environ 25 minutes et retirer soigneusement des mini moules à muffins.

5. Pendant ce temps, écraser l'avocat avec une fourchette dans un bol moyen et incorporer le jalapeno, les oignons, le sel et le poivre noir.

6. Mettre le guacamole dans les tasses à bacon et servir chaud.

Montant nutritionnel par portion

Calories 337

Graisse totale 27.7g 36%

Gras saturés 7,9 g 40 % Cholestérol 47mg 16 %

Sodium 991mg 43%

Glucides totaux 5,6 g 2 % Fibres alimentaires 3,6 g

13% Sucres totaux 0,6 g

Protéines 16.9g

Muffins au bacon pour le petit déjeuner

Portions: 6

Temps de préparation: 30 minutes

ingrédients

- 1 tasse de morceaux de bacon
- 3 tasses de farine d'amande, biologique
- 1/2 tasse de ghee, fondu
- 1 cuillère à café de bicarbonate de soude
- 4 oeufs

Itinéraire

1. Préchauffer le four à 3500F et tapisser les moules à muffins de moules à muffins.

2. Faire fondre le ghee dans un bol et incorporer la farine d'amande et le bicarbonate de soude.

3. Bien mélanger et ajouter les morceaux de bacon et les œufs.

4. Diviser le mélange dans les moules à muffins et transférer au four.

5. Cuire au four environ 20 minutes et retirer du four pour servir.

Montant nutritionnel par portion

Calories 485

Total Fat 49.8g 64% Gras saturés 37.3g 186% Cholestérol 156mg 52%

Sodium 343mg 15%

Glucides totaux 6,9 g 3 % Fibres alimentaires 2,6 g 9 %

Sucres totaux 4.2g Protéines 7.7g

HORS-D'ŒUVRE & DESSERTS

Sauté de haricots verts à l'ail

Portions: 4

Temps de préparation: 25 minutes

ingrédients

- 2 cuillères à soupe d'huile d'arachide
- 1 livre de haricots verts frais
- 2 cuillères à soupe d'ail, hachées
- Sel et piment rouge, au goût
- 1/2 oignon jaune, élventré

Itinéraire

1. Chauffer l'huile d'arachide dans un wok à feu vif et ajouter l'ail et les oignons.

2. Faire revenir environ 4 minutes ajouter les haricots, le sel et le piment rouge.

3. Faire sauter environ 3 minutes et ajouter un peu d'eau.

4. Couvrir de couvercle et cuire à feu doux pendant environ 5 minutes.

5. Plat dans un bol et servir chaud.

Montant nutritionnel par portion

Calories 107 Lipides totaux 6,9 g 9 %

Gras saturés 1,2 g 6 % Cholestérol 0 mg 0 %

Sodium 8mg 0%

Glucides totaux 10.9g 4% Fibres alimentaires 4.3g 15%

Sucres totaux 2.3g Protéines 2.5g

RECETTES DE PORC ET DE BŒUF

Côtelettes de porc zestées

Portions: 4

Temps de préparation: 50 minutes

ingrédients

- 4 cuillères à soupe de beurre
- 3 cuillères à soupe de jus de citron
- 4 côtelettes de porc, désossées
- 2 cuillères à soupe de mélange de farine à faible teneur en glucides
- 1 tasse de sauce picante

Itinéraire

1. Enrober les côtelettes de porc d'un mélange de farine à faible teneur en glucides.
2. Dans un bol, mélanger la sauce picante et le jus de citron.
3. Chauffer l'huile dans une poêle à feu moyen et ajouter les côtelettes et le mélange picante.
4. Cuire à couvert pendant environ 35 minutes et préparer le plat pour servir chaud.

Montant nutritionnel par portion

Calories 398

Graisse totale 33.4g 43% Graisses saturées 15g 75%

Cholestérol 99mg 33%

Sodium 441mg 19%

Glucides totaux 4g 1% Fibres alimentaires 0,7g 3%

Sucres totaux 2,1g

Protéines 19.7g

RECETTES DE FRUITS DE MER

Brocoli et fromage

Portions: 4

Temps de préparation: 20 minutes

ingrédients

- 5 1/2 oz de fromage cheddar, râpé

- 23 oz de brocoli, haché

- 2 oz de beurre

- Sel et poivre noir, au goût

- 4 cuillères à soupe de crème sure

Itinéraire

1. Chauffer le beurre dans une grande poêle à feu moyen-vif et ajouter le brocoli, le sel et le poivre noir.

2. Cuire environ 5 minutes et incorporer la crème sure et le cheddar.

3. Couvrir du couvercle et cuire environ 8 minutes à feu moyen-doux.

4. Plat dans un bol et servir chaud.

Montant nutritionnel par portion

Calories 340

Graisse totale 27.5g 35% Graisses saturées 17.1g

85% Cholestérol 77mg 26%

Sodium 384mg 17%

Glucides totaux 11,9 g 4 % Fibres alimentaires 4,3 g 15 %

Sucres totaux 3g Protéines 14.8g

RECETTES DE POULET ET DE VOLAILLE

Poulet caprese

Portions: 4

Temps de prépara-

tion: 30 mins Ingré-

dients

- 1 livre de poitrines de poulet, désossées et sans peau

- 1/4 tasse de vinaigre balsamique

- 1 cuillère à soupe d'huile d'olive extra vierge

- Sel casher et poivre noir, au goût

- 4 tranches de fromage

mozzarella Directions

1. Assaisonner le poulet de sel et de poivre noir.
2. Chauffer l'huile d'olive dans une poêle à feu moyen et cuire le poulet environ 5 minutes de chaque côté.
3. Incorporer le vinaigre balsamique et cuire environ 2 minutes.
4. Ajouter les tranches de fromage mozzarella et cuire environ 2 minutes jusqu'à ce qu'elles soient fondues.
5. Plat dans une assiette et servir

chaud.

Montant nutritionnel par portion

Calories 329

Graisse totale 16.9g 22%

Graisses saturées 5.8g

29% Cholestérol 116mg

39%

Sodium 268mg 12%

Glucides totaux 1.1g 0%

Fibres alimentaires 0g 0%

Sucres totaux 0,1

g Protéines 40,8

g

Poulet rôti au beurre aux herbes

Portions: 6

Temps de prépara-

tion: 30 mins Ingré-

dients

- 1 cuillère à soupe de pâte d'ail

- 6 cuisses de poulet

- 4 tasses d'eau

- Sel, au goût

- 4 cuillères à soupe de beurre

aux herbes Directions

1. Assaisonner les cuisses de poulet de sel et mélanger avec la pâte d'ail.
2. Mettre une grille dans un autocuiseur électrique et ajouter de l'eau.
3. Déposer les morceaux de poulet marinés sur la grille et verrouiller le couvercle.
4. Cuire à haute pression pendant environ 15 minutes.
5. Relâchez naturellement la pression et le plat dans un pla-teau.
6. Étendre le beurre aux herbes sur les cuisses de poulet

et servir.

Montant nutritionnel par portion

Calories 304

Graisse totale 12.7g 16%

Graisses saturées 3.8g

19% Cholestérol 137mg

46%

Sodium 177mg 8%

Glucides totaux 0,7g 0% Fibres

alimentaires 0g 0%

Sucres totaux 0,1

g Protéines 44g

Enchiladas au poulet

Portions: 2

Temps de prépara-

tion: 25 minutes In-

grédients

- 2 onces de poulet, râpé

- 1/2 cuillère à soupe d'huile d'olive

- 2 onces de champignons shiitake, hachés

- Sel de mer et poivre noir, au goût

- 1/2 cuillère à café de vinaigre de

cidre de pomme Directions

1. Chauffer l'huile d'olive dans une poêle et ajouter les champignons.
2. Faire revenir environ 30 secondes et incorporer le poulet.
3. Cuire environ 2 minutes et verser le vinaigre de
   cidre de pomme.
4. Assaisonner de sel de mer et de poivre noir et couvrir
   le couvercle.
5. Cuire environ 20 minutes à feu moyen-doux.
6. Sortir le plat et servir

chaud. Montant nutritionnel par por-

tion

Calories 88

Graisse totale 4.4g 6%

Graisses saturées 0.8g 4%

Cholestérol 22mg 7%

Sodium 86mg 4%

Glucides totaux 3,9 g 1 %

Fibres alimentaires 0,6 g 2 %

Sucres totaux

1g Protéines

8.7g

Boules de dinde

Portions: 6

Temps de prépara-

tion: 35 minutes In-

grédients

- 1 tasse de brocoli, haché

- 1 livre de dinde, bouillie et hachée

- 2 cuillères à café de pâte gingembre-ail

- Assaisonnement au sel et au poivre de citron, au goût

- 1/2 tasse

d'huile d'olive Direc-

tions

1. Préchauffer le four à 3600F et graisser une plaque à pâtisse-rie.
2. Mélanger la dinde, l'huile d'olive, le brocoli, la pâte gin-gembre-ail, le sel et l'assaisonnement au poivre de ci-tron dans un bol.
3. Faire de petites boules à partir de ce mélange et dis-poser sur la plaque à pâtisserie.
4. Transférer au four et cuire au four environ 20 minutes.
5. Retirer du four et servir avec la trempette de votre choix.

Montant nutritionnel par portion

Calories 275

26% Graisses saturées 3g 15%

Graisse totale 20.1g

Cholestérol 58mg 19%

Sodium 53mg 2%

Glucides totaux 1,5 g 1 % Fibres alimentaires 0,4 g 1 % Sucres totaux 0,3 g Protéines 22,4 g

RECETTES DE PETIT DÉJEUNER

Avoine de nuit sans grain

Durée totale: 10 minutes Sert: 1

ingrédients:

- 2/3 tasse de lait de coco non sucré
- 2 c. à thé de graines de chia
- 2 c. à soupe de protéines de vanille en poudre
- 1/2 c. à soupe de farine de noix de coco
- 3 c. à soupe de cœurs de chanvre

Itinéraire:

1. Ajouter tous les ingrédients dans le bocal en verre et remuer pour mélanger.
2. Fermer le bocal avec le couvercle et le placer au réfrigérateur toute la nuit.
3. Garnir de baies fraîches et servir.

Valeur nutritive (montant par portion) : Calories 378; Matières grasses 22,5 g; Glucides 15 g; Sucre 1,5 g; Protéines 27 g; Cholestérol 0mg;

Petit déjeuner
Granola

Durée totale: 30 minutes Portions: 15

ingrédients:

- 1 c. à thé de gingembre moulu
- 1 c. à thé de cannelle moulue
- 1/4 tasse d'huile de coco fondue
- 1 tasse de noix, hachées
- 2/3 tasse de graines de citrouille
- 2/3 tasse de graines de tournesol
- 1/2 tasse de graines de lin
- 3 tasses de noix de coco desséchée

Itinéraire:

1. Ajouter tous les ingrédients dans le grand bol et bien mélanger.

2. Étendre le mélange de granola sur une plaque à pâtisserie et cuire au four à 350 F/180 C pendant 20 minutes. Retourner le mélange de granola à l'aide d'une cuillère toutes les 3 minutes.

3. Laisser refroidir complètement et servir.

Valeur nutritive (quantité par portion) : Calories 208; Gras 17 g; Glucides 11,4 g; Sucre 5,8 g; Protéines 4,1 g; Cholestérol 0 mg;

RECETTES DE DÉJEUNER

Salade de navet

Durée totale: 10 minutes Sert: 4

ingrédients:

- 4 navets blancs, spiralés
- 1 jus de citron
- 4 brins d'aneth, hachés
- 2 c. à soupe d'huile d'olive
- 1 1/2 c. à thé de sel

Itinéraire:

1. Assaisonner le navet en spirale de sel et masser doucement avec les mains.
2. Ajouter le jus de citron et l'aneth. Assaisonner de poivre et de sel.
3. Arroser d'huile d'olive et bien mélanger.
4. Servir immédiatement et profiter.

Valeur nutritive (montant par portion) : Calories 49; Matières grasses 1,1 g; Glucides 9 g;

Sucre 5,2 g; Protéines 1,4 g; Cholestérol 0 mg;

Brocoli aux amandes rôties

Durée totale: 25 minutes Sert: 4

ingrédients:

- 1 1/2 lb de fleurons de brocoli
- 3 c. à soupe d'huile d'olive
- 1 c. à soupe de jus de citron frais
- 3 c. à soupe d'amandes effilées, grillées
- 2 gousses d'ail, tranchées
- 1/4 c. à thé de poivre
- 1/4 c. à thé de sel

Itinéraire:

1. Préchauffer le four à 425 F/ 218 C.
2. Vaporiser le plat de cuisson d'un vaporisateur de cuisson.
3. Ajouter le brocoli, le poivre, le sel, l'ail et l'huile dans un grand bol et bien mélanger.
4. Étendre le brocoli sur le plat de cuisson préparé et rôtir au four préchauffé pendant 20 minutes.
5. Ajouter le jus de citron et les amandes sur le brocoli et bien mélanger.
6. Servir et apprécier.

Valeur nutritive (montant par portion) :

Calories 177; Matières grasses 13,3 g; Glucides 12.9 g; Sucre 3,2 g; Protéines 5,8 g; Cholestérol 0 mg;

RECETTES DE DÎNER

Soupe aux tomates

basilic

Durée totale: 20 minutes Dessert: 6

ingrédients:

- 28 oz de tomates
- 1/4 tasse de pesto de basilic
- 1/4 c. à thé de feuilles de basilic séchées
- 1 c. à thé de vinaigre de cidre de pomme
- 2 c. à soupe d'érythritol
- 1/4 c. à thé de poudre d'ail
- 1/2 c. à thé de poudre d'oignon
- 2 tasses d'eau
- 1 1/2 c. à thé de sel casher

Itinéraire:

1. Ajouter les tomates, la poudre d'ail, la poudre d'oignon, l'eau et le sel dans une casserole.

2. Porter à ébullition à feu moyen. Réduire le feu et laisser mijoter pendant 2 minutes.

3. Retirer la casserole du feu et réduire la soupe en purée

à l'aide d'un mélangeur jusqu'à consistance lisse.

4. Incorporer le pesto, le basilic séché, le vinaigre et l'érythritol.

5. Bien mélanger et servir chaud.

Valeur nutritive (quantité par portion) : Calories 30; Gras 0 g; Glucides 12,1 g;

Sucre 9,6 g; Protéines 1,3 g; Cholestérol 0 mg;

Couscous de chou-fleur

Durée totale: 25 minutes Sert: 4

ingrédients:

- 1 tête de chou-fleur, coupée en fleurons
- 14 olives noires
- 1 gousse d'ail,hachée
- 14 oz d'artichauts
- 2 c. à soupe d'huile d'olive
- 1/4 tasse de persil, haché
- 1 jus de citron
- 1/2 c. à thé de poivre
- 1/2 c. à thé de sel

Itinéraire:

1. Préchauffer le four à 400 F/ 200 C.
2. Ajouter les fleurons de chou-fleur dans le robot culinaire et traiter jusqu'à ce qu'il ressemble à du riz.
3. Étendre le riz chou-fleur sur une plaque à pâtisserie et arroser d'huile d'olive. Cuire au four préchauffé pendant 12 minutes.
4. Dans un bol, mélanger l'ail, le jus de citron, les artichauts, le persil et les olives.
5. Ajouter le chou-fleur dans le bol et bien mélanger. Assaisonner de poivre et de sel.
6. Servir et apprécier.

Valeur nutritive (montant par portion) : Calories 116; Matières grasses 8,8 g; Glucides 8,4

g; Sucre 3,3 g; Protéines 3,3 g; Cholestérol 0 mg

RECETTES DE DESSERTS

Chocó Brownie rapide

Durée totale: 10 minutes Sert: 1

ingrédients:

- 1/4 tasse de lait d'amande

- 1 c. à soupe de cacao en poudre

- 1 boule de poudre de protéines au chocolat

- 1/2 c. à thé de poudre à pâte

Itinéraire:

Dans une tasse allant au micro-ondes, mélanger la poudre à pâte, la poudre protéique et le cacao.

1. Ajouter le lait d'amande dans une tasse et bien mélanger.

2. Placer la tasse au micro-ondes et cuire au micro-ondes pendant 30 secondes.

3. Servir et apprécier.

Valeur nutritive (quantité par portion) : Calories 207; Matières grasses 15,8 g; Glucides 9,5 g; Sucre 3,1 g; Protéines 12,4 g; Cholestérol 20 mg;

RECETTES DE PETIT

Galettes de saucisse

Aucun petit déjeuner traditionnel ne serait complet sans galettes de saucisses. Emballés avec des protéines, ce serait merveilleux avant votre course du matin.

Temps total de préparation et de cuisson: 20 minutes Niveau: Débutant

Donne: 4 Galettes

Protéines: 25 grammes Glucides nets: 5,2 grammes Matières grasses: 9 grammes

Sucre: 1 gramme

Calories: 272

Ce dont vous avez besoin :

- 1/3 c. à thé de poudre d'oignon
- 3/4 lb de porc haché
- 1/3 c. à thé de sel
- 4 3/4 oz de champignons, hachés
- 1/3 c. à thé de poudre d'ail
- 4 oz de chou frisé, tranché finement
- 1/8 c. à thé de gingembre moulu
- 2 c. à soupe d'huile de coco, séparée
- 1/8 c. à thé de muscade

- 2 gousses d'ail, hachées finement
- 1/4 c. à thé de graines de fenouil

escalier:

1. Faire fondre 1 cuillère à soupe d'huile de coco dans une poêle.
2. Mettre les champignons, l'ail haché et le chou frisé et faire sauter environ 5 minutes et retirer du feu.
3. Dans un plat, mélanger le porc haché, les légumes cuits, la poudre d'oignon, la poudre d'ail, la muscade et les graines de fenouil.
4. Diviser en 4 sections et créer des galettes à la main.
5. Dans la même poêle, verser une cuillère à soupe d'huile de coco et chauffer.
6. Faire frire les galettes pendant environ 2 minutes et retourner pour faire dorer l'autre côté. Retourner au besoin pour cuire complètement la viande au milieu des galettes.
7. Servir immédiatement et profiter.

Conseil de variation :

Vous pouvez choisir de mélanger la recette en utilisant différentes viandes ou légumes tels que la dinde hachée ou le bœuf et les épinards ou poivrons.

Dinde épicée de chou-fleur

Ce plat humide vous gardera satisfait tout au long de la journée et vous fera revenir

pendant quelques secondes à l'heure du dîner.

Temps total de préparation et de cuisson : 25 minutes Niveau : Débutant

Donne : 4 aides

Protéines: 23 grammes Glucides nets: 4,4 grammes Matières grasses: 24 grammes

Sucre: 0 grammes

Calories: 310

Ce dont vous avez besoin :

- 3/4 c. à thé de sel
- 12 oz de dinde moulue
- 3/4 c. à soupe de moutarde
- 1 2/3 tasse de chou-fleur
- 3/4 c. à thé de poivre
- 2 c. à soupe d'huile de coco
- 3/4 c. à thé de thym

- 1 c. à thé de poudre d'oignon
- 3/4 c. à thé de sel
- 2 gousses d'ail
- 3/4 c. à thé de poudre d'ail
- 1 2/3 tasse de lait de coco, plein de gras
- 3/4 c. à thé de sel de céleri

escalier:

1. Pulser les fleurons de chou-fleur dans un mélangeur d'aliments pendant environ 1 minute à haute hauteur jusqu'à ce qu'ils soient friables.
2. Chauffer le chou-fleur dans une casserole.
3. Retirer le chou-fleur dans un torchon et tordre pour enlever l'humidité, en répétant si nécessaire jusqu'à ce que la plus grande partie de l'eau soit enlevée possible.
4. Chauffer une grande casserole et faire fondre l'huile de coco.
5. Hacher l'ail et verser dans la casserole chaude pour laisser mijoter environ 2 minutes.
6. Mélanger la dinde hachée à l'ail et faire dorer environ 7 minutes, en remuant à l'aide d'un grattoir en bois pour décomposer la viande.
7. Mélanger le chou-fleur rizé, le sel, le thym, la poudre d'ail, le sel de céleri, la moutarde et le poivre avec la viande jusqu'à ce qu'ils soient mélangés.
8. Réduire la température et enfin ajouter le lait de coco. Laisser mijoter environ 6 minutes supplémentaires.

9. Servir chaud et profiter!

Conseils de variation:

- Si vous continuez à réduire le plat de moitié et qu'il deviendra plus épais et peut être servi comme trempette lors de votre prochaine fête.

- Vous pouvez également utiliser du porc haché, de l'agneau ou du bœuf avec cette recette. Vous pouvez également ajouter d'autres légumes comme le brocoli.

- Les garnitures facultatives comprennent du bacon, des tomates cerises, de la sauce piquante ou des jalapenos.

RECETTES DE COLLATIONS

Purée de chou-fleur

Il manque des pommes de terre ? Vous ne serez plus avec cette substitution brillante qui a si bon goût; vous ne serez pas en mesure de goûter la différence.

Temps total de préparation et de cuisson : 25 minutes Niveau : Débutant

Donne : 4 aides

Protéines: 4 grammes Glucides nets: 6 grammes

Matières grasses: 13 grammes

Sucre: 0 grammes

Calories: 227

Ce dont vous avez besoin :

- 1/2 tasse de ciboulette, hachée

- 3 tasses de chou-fleur

- 1 c. à thé de sel

- 2 c. à soupe d'huile d'olive

- 1/4 tasse de persil

- 3 gousses d'ail, hachées

- 1 c. à thé de poivre

- 8 oz de crème sure
- 6 tasses d'eau

escalier:

1. Faire bouillir l'eau dans une grande casserole et faire revenir le chou-fleur pendant environ 15 minutes.
2. Dans un grand plat, mélanger la ciboulette, le sel, l'huile d'olive, le persil, l'ail, le poivre et la crème sure jusqu'à ce qu'ils soient combinés.
3. Égoutter l'eau chaude du chou-fleur et écraser complètement jusqu'à ce que la consistance soit lisse.
4. Intégrer le mélange au chou-fleur, en mélangeant totalement.
5. Attendez environ 5 minutes avant de servir.

Pain aux amandes

Portions: 8

Valeurs nutritionnelles :

Calories: 277,

Lipides totaux : 21,5 g, gras satu-

rés : 7,3 g, glucides : 12,7 g,

Sucres: 0.3 g, Protéines: 10.7 g

Ingrédients:

- 1 1/4 tasse de farine d'amande

- 1/2 tasse de farine de noix de coco

- 1/4 tasse de graines de moulues

- 1/2 c. à thé de bicarbonate de soude

- 1/4 c. à thé de sel

- 4 c. à soupe d'huile de coco, fondue

- 5 Oeufs

- 1 c. à soupe de vinaigre de cidre de pomme

Itinéraire:

1. Préchauffer votre four à 350F / 190C. Graisser un moule à pain et réserver.

2. Mélanger tous les ingrédients secs et réserver.

3. Mélanger les ingrédients humides et les ajouter aux ingrédients secs. Bien mélanger pour bien mélanger.

4. Transférer la pâte dans le moule à pain préparé et cuire au four préchauffé pendant environ 40-50 minutes.

5. Une fois cuit au four, laisser refroidir, trancher et manger.

Pain keto aux amandes

<u>ingrédients:</u>

- 3 tasses de farine d'amande

- 1 c. à thé de bicarbonate de soude

- 2 c. à thé de poudre à pâte

- 1/4 c. à thé de sel
1/4 tasse de lait d'amande

- 1/2 tasse + 2 c. à soupe d'huile d'olive

- 3 Oeufs

<u>Portions: 10 tranches Valeurs</u>

<u>nutritionnelles:</u> _ _ Calories: 302,

Lipides totaux : 28,6 g, gras saturés : 3 g,

glucides : 7,3 g,

Sucres: 1,2 g,

Protéines: 8.5 g

Itinéraire:

1. Préchauffer votre four à 300F / 149C. Graisser un moule à pain(p. ex. 9x5) et réserver.
2. Mélanger tous les ingrédients et transférer la pâte dans le moule à pain préparé.
3. Cuire au four préchauffé pendant une heure.
4. Une fois cuit, retirer du four, laisser refroidir, trancher et manger.

Pain aux herbes

ingrédients:

- 2 c. à soupe de farine de noix de coco

- 1 1/2 tasse de farine d'amande

- 2 c. à soupe d'herbes fraîches de choix, hachées

- 2 c. à soupe de graines de lin moulues

- 1 1/2 c. à thé de bicarbonate de soude

- 1/4 c. à thé de sel

- 5 Oeufs

- 1 c. à soupe de vinaigre de cidre de pomme

- 1/4 tasse d'huile de coco, fondue

Itinéraire:

2. Préchauffer votre four à 350F / 175C. Graisser un moule à pain et réserver.

3. Ajouter la farine de noix de coco, la farine d'amande, les herbes, le lin, le bicarbonate de soude et le sel à votre robot culinaire. Pulser pour mélanger, puis ajouter les œufs, le vinaigre et l'huile.

4. Transférer la pâte dans le moule à pain préparé et cuire au four préchauffé pendant environ 30 minutes.

5. Une fois cuit au four et doré, retirer du four, réserver pour refroidir, trancher et manger.

Valeurs nutritionnelles :

Calories: 421,

Lipides totaux: 37,4 g, Gras saturés: 14,8 g, Glucides: 9,4

g, Sucres: 0,9 g, Protéines: 15,1 g

Pain d'Action de grâces

- 1 c. à soupe de Ghee

- 2 tiges de céleri, hachées

- 1 oignon, haché

- 1/2 tasse de noix

- 1/2 tasse de farine de noix de coco

- 11/2 tasse de farine d'amande

- 1 c. à soupe de romarin frais, haché

- 10 feuilles de sauge, hachées finement

- 1 c. à thé de bicarbonate de soude

- 1 pincée de muscade fraîchement râpée

- 1/4 c. à thé de sel1/2 tasse de bouillon de poulet

- 4 Oeufs

- 2-3 Lanières de bacon, cuites et émiettées

Portions: 4

Valeurs nutritionnelles :

Calories: 339, Lipides totaux: 26,9 g, Protéines: 12,2 g'
Gras saturés : 5,7 g, glucides : 16,7 g,

Sucres: 1,2 g,

Itinéraire:

1. Préchauffer votre four à 350F / 175C.

2. Ajouter le ghee dans une poêle et faire fondre à feu
    moyen. Ajouter le céleri et l'oignon et faire sauter environ
    5 minutes.

3. Une fois tendres, ajouter les noix et cuire encore quelques mi-
    nutes. Réserver.

4. Dans un bol, mélanger la farine de noix de coco, la farine
    d'amande, le romarin, la sauge, le bicarbonate de soude,
    la muscade et le sel.

5. Incorporer le céleri sauté et l'oignon et ajouter le bouillon
    de poulet et les œufs. Mélanger jusqu'à ce qu'ils soient
    bien incorporés.

6. Incorporer les crumbles de bacon et transférer la pâte
    dans le moule à pain préparé. Cuire au four préchauffé
    pendant environ 30 à 35 minutes.

7. Une fois cuit,laisser refroidir,   trancher et servir.

RECETTES DE DÎNER

Pilons de lime de Chili

Enfoncez vos dents dans ce merveilleux dîner qui peut juste devenir votre viande savoureuse préférée sur le régime Keto.

Temps total de préparation et de cuisson : 45 minutes plus 1 heure pour mariner

Niveau: Débutant

Donne : 4 aides

Protéines: 24 grammes

Glucides nets: 1 gramme Graisse: 15 grammes

Sucre: 0 grammes

Calories: 249

Ce dont vous avez besoin :

- 1 c. à thé de poudre de chili
- 4 pilons de poulet
- 2 c. à thé de jus de lime
- 1 c. à thé de poudre d'ail
- 3 c. à thé d'huile d'avocat
- 1/4 c. à thé de sel

escalier:

1. Dans une grande baignoire lidded, mélanger la poudre de chili, l'huile d'avocat, la poudre d'ail et le jus de lime jusqu'à ce qu'ils soient incorporés.

2. Placer la viande dans le liquide et disposer pour couvrir complètement.

3. Laisser mariner pendant au moins 60 minutes ou toute la nuit.

4. Lorsque vous êtes prêt à cuire, ajustez votre gril pour le chauffer à 450° Fahrenheit.

5. Enlever le poulet de la marinade et griller pendant environ 35 minutes en s'assurant de les retourner environ toutes les 5 minutes. Vérifiez le tempéré avec un thermomètre à viande jusqu'à ce qu'ils atteignent 185° Fahrenheit.

6. Saupoudrer de sel et servir chaud.

RECETTES DE REPAS DÉLICIEUX INHABITUELLES

Tartare de saumon

Ce serait la version du régime Keto de sushi de poisson cru dans cette mini bombe grasse qui vous fera claquer les lèvres.

Temps total de préparation et de cuisson : 25 minutes plus 2 heures pour mariner (facultatif)

Niveau: Intermédiaire

Donne : 4 aides

Protéines: 28 grammes Glucides nets: 1,8 grammes Matières grasses: 40 grammes

Sucre: 0 grammes

Calories: 272

Ce dont vous avez besoin :

- 16 oz de filet de saumon, sans peau
- 5 oz de saumon fumé
- 1/4 c. à thé de poivre de Cayenne
- 4 oz de mayonnaise, sans sucre
- 1/4 tasse de persil, haché
- 4 oz d'huile d'olive extra vierge
- 2 c. à soupe de jus de lime
- 1 c. à soupe de saumure câpres
- 2 c. à soupe d'olives vertes, hachées

- 1/4 c. à thé de poivre
- 2 c. à soupe de câpres, hachées
- 1 c. à thé de moutarde, dijon

escalier:

1. Couper le saumon fumé et frais en cubes d'environ 1/4 de pouce de large et mélanger dans un plat en verre.
2. Mélanger la mayonnaise, le poivre de Cayenne, les olives hachées, le poivre et la moutarde avec le saumon jusqu'à ce qu'ils soient bien mélangés.
3. Enfin intégrer le persil, l'huile d'olive, le jus de lime, les câpres et la saumure de câpres jusqu'à ce qu'ils soient pleinement incorporés.
4. Superposer la pellicule plastique sur le bol et réfrigérer pendant environ 2 heures pour mariner correctement.
5. Retirer le saumon du réfrigérateur et le sectionner en 4 portions.
6. À l'aide d'un emporte-pièce à grand cercle, pousser légèrement le saumon dans une galette épaisse à l'aide d'une cuillère.
7. Retirer l'emporte-pièce et garnir d'une touche d'huile d'olive et servir.

Conseils de cuisson:

1. Il est nécessaire d'acquérir du poisson frais car il s'agit d'un plat cru. S'il y a de la peau sur le saumon, elle doit être enlevée avant la coupe.

2. Prenez soin de couper le poisson en cubes. Si vous les coupez trop petit, le tartare sera pâteux.

3. La marinade n'est pas ultra-importante pour le plat, mais elle aide les ingrédients à se mêler les uns aux autres correctement.

RECETTES DE DESSERTS KETO

Barres à puce Chocó

Portions: 24

Temps de préparation: 10 minutes Temps de cuisson: 35 minutes

ingrédients:

- 1 tasse de noix, hachées
- 1 1/2 c. à thé de poudre à pâte
- 1 tasse de pépites de chocolat non sucrées
- 1 tasse de farine d'amande
- 1/4 tasse de farine de noix de coco
- 1 1/2 c. à thé de vanille
- 5 oeufs
- 1/2 tasse de beurre
- 8 oz de fromage à la crème
- 2 tasses d'érythritol
- Pincée de sel

Itinéraire:

1. 350 F/ 180 C doit être la cible lors du préchauffement du four.

2. Tapisser la plaque à biscuits de papier sulfurisé et réserver.

3. Battre ensemble le beurre, l'édulcorant, la vanille et le fromage à la crème jusqu'à consistance lisse.

4. Ajouter les œufs et battre jusqu'à ce qu'ils soient bien mélangés.

5. Ajouter le reste des ingrédients et remuer délicatement pour mélanger.

6. Le mélange doit être transféré sur la plaque à biscuits préparée et réparti uniformément.

7. Cuire au four préchauffé pendant 35 minutes.

8. Retirer du four et laisser refroidir complètement.

9. Trancher et servir.

Par portion : Glucides nets : 2,6 g; Calories: 207 Lipides totaux: 18,8 g; Gras saturés : 8,5 g

Protéines: 5.5g; Glucides: 4.8g; Fibre: 2.2g; Sucre: 0.4g; Lipides 83% / Protéines 11% / Glucides 6%

Barres de sésame

Portions: 16

Temps de préparation: 10 minutes Temps de cuisson: 15 minutes

ingrédients:

- 1 1/4 tasse de graines de sésame

  - 10 gouttes de stévia liquide
  - 1/2 c. à thé de vanille
  - 1/4 tasse de compote de pommes non sucrée
  - 3/4 tasse de beurre de coco
  - Pincée de sel

Itinéraire:

1. Préchauffer le four à 350 F/ 180 C.
2. Vaporiser un plat allant au four d'un vaporisateur de cuisson et réserver.
3. Dans un grand bol, ajouter la compote de pommes, le beurre de noix de coco, la vanille, la stévia liquide et le sel de mer et remuer jusqu'à ce qu'ils soient bien mélangés.
4. Ajouter les graines de sésame et remuer pour enrober.
5. Verser le mélange dans un plat allant au four préparé et cuire au four préchauffé de 10 à 15 minutes.

6. Retirer du four et réserver pour refroidir complètement.

7. Placer au réfrigérateur pendant 1 heure.

8. Couper en morceaux et servir.

Par portion : Glucides nets : 2,4 g; Calories: 136 Graisse totale:

12.4g; Gras saturés : 6,8 g

Protéines: 2.8g; Glucides: 5.7g; Fibre: 3.3g; Sucre: 1.2g; Lipides 83% / Protéines 9% / Glucides 8%

gâteau

Délicieuse tarte à la crème de citrouille

Portions: 10

Temps de préparation: 10 minutes Temps de cuisson: 60 minutes

Pour la croûte :

- 1 c. à thé d'érythritol
- 8 c. à soupe de beurre
- 1 1/4 tasse de farine d'amande
- Pincée de sel
- Pour le remplissage :
- 2 oeufs
- 1/2 c. à thé de stévia liquide
- 1/2 tasse d'érythritol
- 2 c. à soupe d'épices à tarte à la citrouille
- 1/4 tasse de crème sure
- 3/4 tasse de crème épaisse
- 15 oz peut purée de citrouille

Itinéraire:

1. Pour la croûte : Préchauffer le four à 350 F/ 180 C.

91

2. Ajouter tous les ingrédients de la croûte dans le robot culinaire et traiter jusqu'à formation de pâte.

3. Transférer la pâte dans un plat à tarte et répartir uniformément.

4. Piquer le fond sur la croûte à l'aide d'une fourchette ou d'un couteau.

5. Cuire la croûte au four préchauffé pendant 10 minutes.

6. Pour la garniture: Préchauffer le four à 375 F/ 190 C.

7. Dans un grand bol, fouetter les œufs avec la crème sure, la crème épaisse et la purée de citrouille.

8. Ajouter la stévia, l'érythritol et l'épice à tarte à la citrouille et bien fouetter.

9. Verser le mélange de citrouille à la crème dans la croûte cuite au four et répartir uniformément.

10. Cuire au four préchauffé de 45 à 50 minutes.

11. Laisser refroidir complètement puis placer au réfrigérateur pendant 2-3 heures.

12. Servir et apprécier.

Par portion : Glucides nets : 5,6 g; Calories: 239; Graisse totale: 21.8g; Gras saturés: 9.5g

Protéines: 5.3g; Glucides: 8.3g; Fibre: 2.7g; Sucre: 2.1g; Lipides 83% / Protéines 8% / Glucides 9%

Tarte au citron facile

Portions: 8

Temps de préparation: 10 minutes Temps de cuisson: 45 minutes

ingrédients:

- 3 oeufs

- 3 jus de citron

- 1 zeste de citron râpé

- 4 oz d'érythritol

- oz farine d'amande

- oz de beurre, fondu

- sel

Itinéraire:

1. Préchauffer le four à 350 F/ 180 C.
2. Dans un bol, mélanger le beurre, 1 oz d'édulcorant, 3 oz de farine d'amande et le sel.
3. Transférer la pâte dans un plat à tarte et répartir uniformément et cuire au four pendant 20 minutes.
4. Dans un autre bol, mélanger les œufs, le jus de citron, le zeste de citron, le reste de la farine, l'édulcorant et le sel.
5. Verser le mélange d'œufs sur la croûte préparée et cuire au four 25 minutes de plus.
6. Laisser refroidir complètement.
7. Trancher et servir.

Par portion : Glucides nets : 3,0 g; Calories: 229; Graisse totale: 21.5g;

Gras saturés : 7,7 g

Protéines: 6.5g; Glucides: 5.3g; Fibre: 2.3g; Sucre: 1.4g; Lipides 84% / Protéines 11% / Glucides 5%

BONBONS: DÉBUTANT

Biscuits faciles de beurre d'arachide

Portions: 15

Temps de préparation: 10 minutes Temps de cuisson: 15 minutes

ingrédients:

- 1 œuf

- 1/2 tasse d'érythritol

- 1 tasse de beurre d'arachide

- 1 c. à thé de vanille

- Pincée de sel

Itinéraire:

1. Préchauffer le four à 350 F/ 180 C.

2. Ajouter tous les ingrédients dans le grand bol et mélanger jusqu'à ce qu'ils soient bien mélangés.

3. Faire des biscuits à partir du mélange bol et déposer sur une plaque à pâtisserie.

4. Cuire au four préchauffé de 10 à 12 minutes.

5. Laisser refroidir complètement puis servir.

Par portion : Glucides nets : 2,5 g; Calories: 106; Graisse totale: 8.9g; Gras saturés : 1,9 g

Protéines: 4.7g; Glucides: 3.5g; Fibre: 1g; Sucre: 1.7g; Lipides 75%

/ Protéines 17% / Glucides 8%

DESSERT CONGELÉ: DÉBUTANT

Expert: Crème d'agrumes classique

Portions: 4

Temps de préparation: 10 minutes Temps de cuisson: 10 minutes

ingrédients:

- 2 1/2 tasses de crème à fouetter épaisse
- 1/2 c. à thé d'extrait d'orange
- 2 c. à soupe de jus de lime frais
- 1/4 tasse de jus de citron frais
- 1/2 tasse de Swerve
- Pincée de sel

Itinéraire:

1. Faire bouillir la crème à fouetter et l'édulcorant lourds dans une casserole pour 5-6

compte-rendu. Remuer continuellement.

2. Retirer la casserole du feu et ajouter l'extrait d'orange, le jus de lime, le jus de citron et le sel et bien mélanger.

3. Verser le mélange de crème anglaise dans les ramequins.

4. Placer les ramequins au réfrigérateur pendant 6 heures.

5. Servir frais et déguster.

Par portion : Glucides nets : 2,7 g; Calories: 265; Graisse totale: 27.9g; Gras saturés: 17.4g

Protéines: 1.7g; Glucides: 2.8g; Fibre: 0.1g; Sucre: 0.5g; Lipides 94% / Protéines 2% / Glucides 4%

Burgers keto bacon
et pois cassés

Absolu: 2 h 20 min

Préparation: 35 min

En sommeil: 30 min

Cuisson: 1 h 15 min

Rendement : 8 burgers (5 onces)

ingrédients

- 1 cuillère à café de coriandre moulue

- 1 cuillère à soupe d'huile d'olive, en plus de 1 à 2 cuillères à soupe supplémentaires pour faire sauter

- 1/2 tasse d'oignon fendi

- 3 tasses de bouillon de légumes

- 1/2 tasse de poivre de carillon fendi

- Véritable sel et poivre foncé nouvellement moulu

- 2 cuillères à café d'ail haché

- 4 onces de champignons, coupés

- 1/2 tasse de riz sec de couleur foncée

- 1 cuillère à café de cumin moulu

- 3/4 tasse de restes de pain sec nature, en plus de 1/4 tasse pour couvrir

- 1 tasse de petits pois secs, cueillis et lavés

direction

1. Chauffer 1 cuillère à soupe d'huile d'olive dans une immense casserole (4 à 6 litres) à feu moyen. Inclure l'oignon et le poivre de carillon à côté d'une pression libérale de sel. Pendant 5 minutes de sueur ou jusqu'à ce que les oignons soient délicats. Inclure l'ail et les champignons et poursuivre la cuisson pendant 4 minutes supplémentaires.

2. Inclure la soupe, les petits pois, le riz, la coriandre et le cumin. Incrémenter la chaleur à haute et chauffer au point d'ébullition. Réduction de la chaleur à faible, étaler et cuire à un ragoût pendant 1 heure ou jusqu'à ce que le riz et les pois soient délicats.

3. Expulser de la chaleur et vider tendrement le mélange dans le bol d'un robot culinaire et procédure jusqu'à ce qu'il soit juste combiné.* Ne pas réduire en purée.

   Videz ce mélange dans un bol et mélangez dans les 3/4 tasses de morceaux de pain.

   Réfrigérer pendant 30 minutes.

4. Façonner le mélange en galettes et creuser de chaque côté dans le reste de la 1/4 tasse de morceaux de pain. Réchauffer 1 cuillère à soupe d'huile d'olive dans un récipient à saute moyenne à feu moyen. Inclure 2 hamburgers à un moment donné et faire sauter jusqu'à colorant foncé de chaque côté, environ 3 à 4 minutes pour chaque côté. Pour faire griller, cuire à feu vif de 3 à 4 minutes de chaque côté également. Servir tout de suite.

RECETTES DE DÉJEUNER

Muffins aux fraises Keto

Temps de cuisson: 20 min Rendement: 12 muffins

Faits nutritionnels : 87 calories par muffin : glucides 4,3 g, lipides 7 g et protéines 2,4 g.

ingrédients:

- 10,5 oz de farine d'amande
- 2 c. à thé de poudre à pâte
- 1/4 c. à thé de sel
- 1 c. à thé de cannelle
- 8 c. à soupe d'édulcorant
- 5 c. à soupe de beurre fondu
- 3 oeufs
- 1 c. à thé d'extrait de vanille
- 6 c. à soupe de crème épaisse
- 2/3 tasse de fraises fraîches

escalier:

1. Chauffer le four à 175 °C.
2. Battre ensemble : beurre fondu+édulcorant.

3. Ajouter là: oeufs+vanille+crème. Continuer à battre jusqu'à ce que la pâte soit mousseuse.

4. Mélanger un peu d'édulcorant avec les fraises et réserver.

5. Tamiser ensemble : farine d'amande+poudre à pâte+sel+cannelle.

6. Ajouter les ingrédients secs au beurre et aux œufs. Bien mélanger.

7. Incorporer les fraises.

8. Placer la pâte dans les moules à pâtisserie, graissé.

9. Cuire au four pendant 20 min.

RECETTES DE COLLATION

Baguettes à l'ail

Portions: 8 baguettes de pain

Valeurs nutritionnelles: Calories: 259,2, Lipides totaux: 24,7 g, Gras saturés: 7,5 g, Glucides: 6,3 g, Sucres: 1,1 g, Protéines: 7 g

Ingrédients pour le beurre à l'ail:

- 1/4 tasse de beurre, ramolli
- 1 c. à thé de poudre d'ail
- ingrédients:
- 2 tasse de farine d'amande
- 1/2 c. à soupe de poudre à pâte
- 1 c. à soupe de poudre de cosse de Psyllium
- 1/4 c. à thé de sel
- 3 c. à soupe de beurre fondu
- 1 Oeuf
- 1/4 tasse d'eau bouillante

Itinéraire:

1. Préchauffer votre four à 400F / 200C.

2. Battre la poudre d'ail et le beurre et réserver pour l'utiliser pour le brossage.

3. Mélanger la poudre d'enveloppe de psyllium,

   poudre à pâte, farine d'amande et sel. Ajouter le beurre avec l'œuf et mélanger jusqu'à ce qu'il soit bien mélangé.

4. Mélanger jusqu'à ce que la pâte se forme à l'aide d'eau bouillante.

5. Diviser en baguettes de pain.

6. Cuire au four pendant 15 minutes. Badigeonner les baguettes de pain avec le beurre d'ail et cuire au four pendant 5 minutes de plus.

Craquelins italiens savoureux

Portions: 20-30 craquelins

Valeurs nutritionnelles: Calories: 63,5, Lipides totaux: 5,8 g, Gras saturés: 0,6 g, Glucides: 1,8 g, Sucres: 0,3 g, Protéines: 2,1 g

ingrédients:

- 1 1/2 tasse de farine d'amande
- 1/4 c. à thé de poudre d'ail
- 1/2 c. à thé de poudre d'oignon
- 1/2 c. à thé de thym
- 1/4 c. à thé de basilic
- 1/4 c. à thé d'origan
- 3/4 c. à thé de sel
- 1 Oeuf
- 2 c. à soupe d'huile d'olive

Itinéraire:

1. Préchauffer votre four à 350F / 175C.

2. Mélanger jusqu'à ce que la pâte se forme.

3. Former un rondin et couper en fines craquelins.
   Disposer les craquelins sur la plaque à pâtisserie préparée
   et cuire au four environ 10-15 minutes.

4. Une fois terminé, laisser refroidir et servir.

KETO AU DÎNER

Samedi: Dîner:

Côtelettes de porc « panées »

Avec croustillant, keto panure amicale, c'est sûr d'être un favori de la famille.

Conseil de variation : si vous pouvez épargner les calories, saupoudrer de parmesan râpé.

Temps de préparation: 5 minutes Temps de cuisson: 30 minutes Sert 4

Qu'est-ce qu'il y a dedans

- Côtelettes de porc minces désossées (4 qty)
- Poudre d'enveloppe de Psyllium (1 T)
- Sel casher (0,5 t)
- Paprika (0,25 t)
- Poudre d'ail (0,25 t)
- Poudre d'oignon (0,25 t)
- Origan (0,25 t)

Comment il est fait

1. Préchauffer le four à 350 degrés F.

108

2. Côtelettes de porc sèches avec une serviette en papier.

3. Dans un sac ziplock, mélanger le reste des ingrédients.

4. Un à la fois, sceller les côtelettes de porc dans le sac et secouer pour enrober.

5. Mettre une grille sur une plaque à pâtisserie. Déposer les côtelettes de porc sur la grille.

6. Cuire au four environ 30 minutes. Le thermomètre devrait lire 145 degrés F.

7. Servir avec des légumes ou une salade verte.

Glucides nets: 0 grammes

Matières grasses: 9 grammes

Protéines: 28 grammes

Sucres: 0 grammes

Samedi: Déjeuner:

Soupe sans

nouilles au poulet

Tout le confort d'une soupe classique sans glucides. Comme c'est réconfortant.

Conseil de variation : utilisez la viande d'un poulet rôti.

Temps de préparation: 10 minutes Temps de cuisson: 20 minutes Sert 4

Qu'est-ce qu'il y a dedans

- Beurre (.25 tasse)
- Céleri (1 tige)
- Champignons (3 onces)
- Ail, haché (1 gousse)
- Oignon haché séché (1 T)
- Persil séché (1 t)
- Bouillon de poulet (4 tasses)
- Sel casher (0,5 t)
- Poivre moulu frais (0,25 t)
- Carotte, hachée (1 qty)
- Poulet, cuit et dés (2,5 tasses ou 1,5 livre de poitrine de poulet)

- Chou, tranché (1 tasse)

Comment il est fait

Mettre une grande casserole à feu moyen et faire fondre le beurre.

Trancher le céleri et les champignons et ajouter, avec l'oignon séché, à la casserole.

Ajouter le persil, le bouillon, la carotte, le sel casher et le poivre frais. remuer. Laisser mijoter jusqu'à ce que les légumes soient tendres.

Incorporer le poulet cuit et le chou tranché. Laisser mijoter jusqu'à ce que le chou soit tendre, environ 8 à 12 minutes.

Glucides nets: 4 grammes Graisse: 40 grammes

Protéines: 33 grammes

Sucres: 1 gramme

Lightning Source UK Ltd.
Milton Keynes UK
UKHW022022260421
382682UK00003B/462

9 781802 418262